CÁNCER MI DESPERTAR

Enfermedad y Pensión
Historias Paralelas

MIRNA M CASTRO

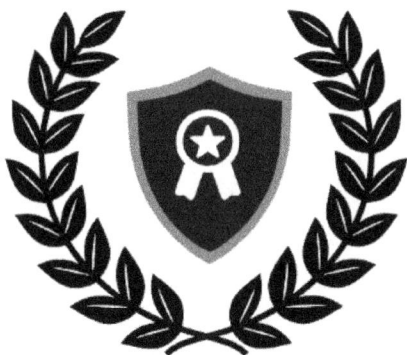

Libro Editado y distribuido por

Editorial BestSeller.

Hackensack New Jersey

USA

EDITORIAL

BEST SELLER

Dedicatoria

A quienes batallan contra el cáncer con el fin
de ganar esa guerra.

*"La diferencia entre ganar y perder es no
renunciar"*

Walt Disney

Agradecimientos

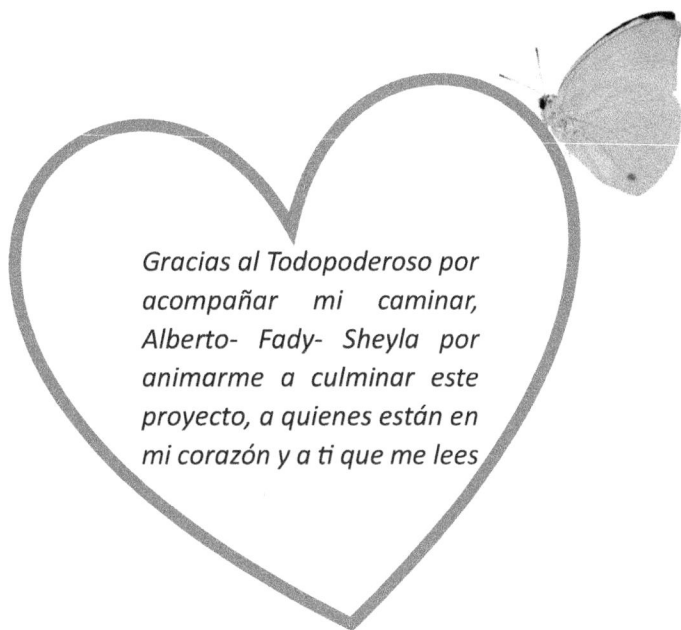

Gracias al Todopoderoso por acompañar mi caminar, Alberto- Fady- Sheyla por animarme a culminar este proyecto, a quienes están en mi corazón y a ti que me lees

Prólogo

"La evanescencia de las cosas es el motivo por el que disfrutas de la vida". Once anillos (201tres). Phil Jackson

Este libro, se enfrasca en el claro ejemplo, de lo efímeras que son múltiples situaciones en nuestra vida. A pesar, de que podemos disfrutar de ellas por un tiempo considerable, en el momento que deben ser frenadas o modificadas requieren de un proceso de duelo y asimilación que se convierte en un reto para el ser humano.

En general, nadie se encuentra a la expectativa de que suceda una catástrofe, desliz o enfermedad en su vida, esto puede desencadenar innumerables emociones que llegan al punto de ser incomprensibles hasta para el individuo que las experimenta. El acompañamiento de la pareja, familia y/o amigos se convierte en un pilar fundamental para atenuar el sufrimiento originado por la situación inesperada, al igual que el fortalecimiento personal (el cual se puede basar en la espiritualidad, religiosidad o autorreflexión, entre otros).

Sin embargo, y a pesar de las circunstancias es importante aprender a reescribir nuestra vida de acuerdo con sus cambios inevitables. La invitación es a reinventarnos para disfrutar al máximo de la oportunidad de vivir, evitar enfocarnos en aquellos planes o deseos que no fue posible y sobre ellos edificar nuevos sueños y perspectivas que alimenten nuestra alma y nos lleven a un gozo constante.

Sheyla Vanessa Mancilla Medina

"Enseñar es escribir con el corazón".

Maestra siempre quise ser y gracias a Dios lo logré.

Imaginación y creación puse a disposición para alimentar mi profesión

Regando siempre mi variado jardín de alumnos, comprendiendo diferencias; cultivando con amor- empatía- comprensión y tolerancia.

No me arrepiento de ser maestra, porque volé, soñé y viví con mis estudiantes, y aunque ahora no estoy activa, mi huella en sus caminos perdurará.

Amar ser maestra, satisfacción me da, porque nunca dejo de aprender a enseñar. Soy maestra porque decidí marcar la diferencia.

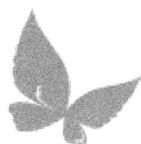

Índice

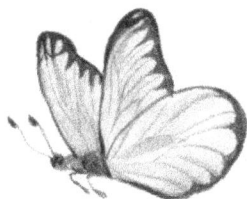

Amo ser Maestra

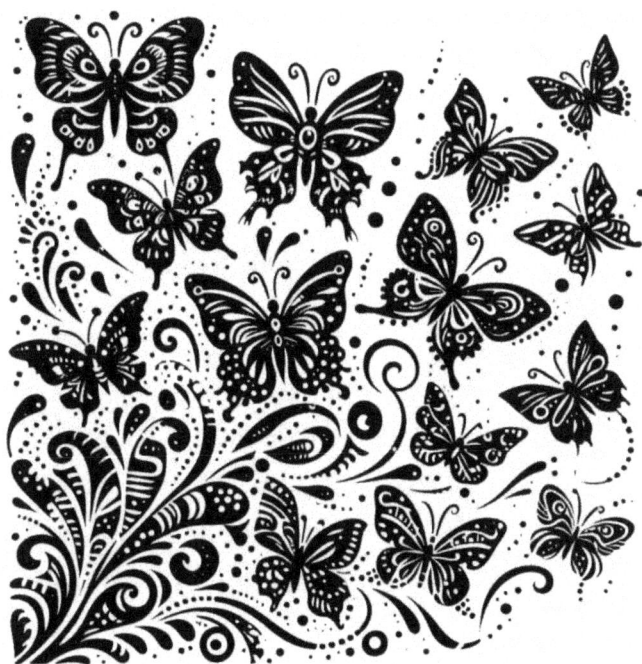

No sé explicar por qué, pero a muy temprana edad (aún no tenía los 7 años; quizás tendría 6 o 5), le decía a mamá Carmen que quería ser maestra. Vivíamos en un barrio en el que las casas quedaban a la orilla del mar, en la parte de adelante sólo llegaba el agua cuando escuchaba que el mar estaba en "puja". La casa era totalmente construida en madera, en la parte de atrás había un patio muy grande armado con tablas que mamá mantenía super limpias, me sentaba en una banqueta de madera a mirar la inmensidad del mar, no comprendía su grandeza, pero disfrutaba ver su esplendor en las horas de la tarde y como se llevaba en un baile flotador todo lo que las personas tiraban. En mi insistencia a temprana edad de ser maestra, le decía a mamá que llamara a las niñas vecinas para enseñarles; ella sólo se reía. Como ella no cumplía mi petición, sólo me decía: "allí tiene las muñecas y las ollitas, juegue con eso…"

Una tarde decidí dar el primer paso para ser maestra a los 6 años: pensé a mi corta edad que sería el primer paso. Lo mejor, saqué mis pocos juguetes (muñecas, ollitas, cacerolas) al gran patio, el mar parecía un espejo resplandeciente; me senté y empecé a tirar al mar todos los juguetes, incluyendo un muñeco que me regaló el sr. Estupiñán, él decía que era para que me cuidara.   No me interesó quedarme con mi famoso cuidador y también tomó viaje al mar. Al final boté la silla donde me sentaba, para mí fue un gran espectáculo ver como el mar se llevaba todos esos objetos. Cuando mamá Carmen se percató ya no había nada que hacer, "ya era Maestra".

Mi preparación para ser maestra no se quedó allí, quería que me compraran una pizarra, pero eso no se cumplió, entonces utilizaba carbón, hacía rayas en las paredes y vocales que me las había enseñado una pariente que era adolescente, por lo cual me reprendían fuertemente.

Un día cualquiera cambiamos de casa, pero no se veía el mar, mi mamá Carmen dijo que estábamos allí para no pagar arrendamiento porque la casa era de ella, no estaba en buen estado, el piso era en barro, pero me gustaba el lugar porque veía muchos niños que iban a estudiar pues había escuelas cerca. Ahora, el plan era entrar a la escuela para aprender y poder enseñar. Allí empezó el problema, me explicaban que no me recibirían hasta que no tuviera los 7 años; lloré y pregunté cuánto faltaba y mamá dijo que 1 año. Estuve triste y mamá también, porque no podía enseñarme ya que era analfabeta; pero por complacerme, con sacrificio me inscribió en una escuela popular cerca a la casa, recuerdo mucho a la maestra: cariñosa, paciente. La maestra Omaira Góngora, con ella aprendí mis primeras letras y a leer. Mi mamá no podía creer, cómo aprendí de rápido. "Lista para ser Maestra".

No era tan sencillo como mi mente lo imaginó, mi maestra Omaira en medio de risa me explicó que debía estudiar más y después podría ser maestra. Por fin cumplí los 7 años y pude entrar a primero a hacer mi primaria. Luego asistí a la Normal de mi ciudad natal y me gradué como maestra Bachiller. "Soy Maestra".

Ser maestra desde 1981 ha sido una experiencia maravillosa, tener la oportunidad de enseñar a todo tipo de niños, adolescentes y adultos; siendo amiga, consejera, mamá adoptiva solucionadora de conflictos. Compartir alegrías y tristezas, triunfos y derrotas, ha sido un elixir para mi vida profesional.

La oportunidad de ser madre es la prolongación de ser maestra, al llegar mis hijos me convertí en una maestra exigente con amor, pienso que me ayudó a mejorar en mi profesión y la relación con mis alumnos, pues comprendía mejor sus comportamientos. Hice mucho por mis alumnos, aunque faltaron unas puntadas más para ayudarles en sus proyectos de vida, aún es muy gratificante encontrarse con ellas o ellos en diferentes escenarios y recibir un abrazo de gratitud; esto es de los eventos que más me alegran y por eso amo ser maestra.

"El objeto más noble que puede ocupar el hombre es ilustrar a sus semejantes".

Simón Bolívar

Por tres días

"tres días llorando, tres días pensando en ti,

tres días pensando en que me quiero morir,

tres días sin comer, tres días sin salir

te crees que he estado bien?"

Fragmento poema de: Pablo Santana Delgado.

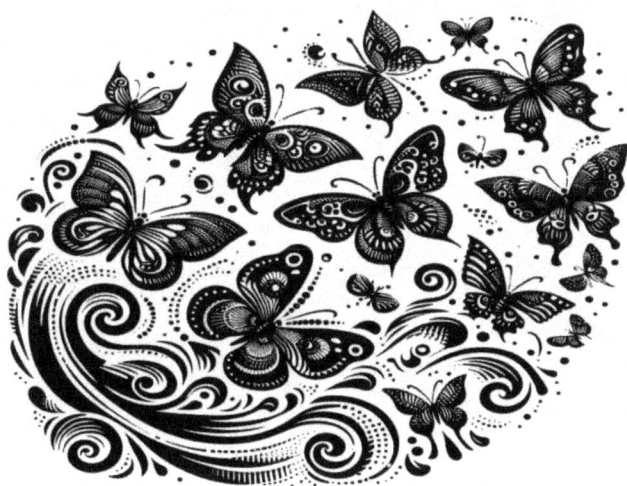

Tres días era el plazo médico para recuperarme y cumplir con mi encargo laboral "enseñar"

exhausta, sin recuperarme con mi salud desmejorada, enseñaba a través de la virtualidad o presencial día a día me consumía, insistía visitar al médico porque el dolor abdominal no lo podía aguantar, la nueva cura era:

señora, tiene tres días de incapacidad.

Tres días eran muchos para vivir con el dolor, tres días eran pocos para calmar este dolor, este proceso estuvo cargado de algunas visitas a urgencias.

Puede resultar paradójico pero el primer acontecimiento fue un dolor dental que muy pocas veces sucedía; recuerdo cuando empecé a mudar, fácilmente el diente flojo, mamá Carmen retiraba con un hilo, que poco dolor producía, luego con enjuague de agua sal y a esperar que apareciera el ratón para regalar.

Todo tierno y maravilloso, pero en el año 2021 no fue así.

Crónica de incapacidad por tres días

Enero 2021: Acudí a cita odontológica, no estuve en la IPS (Institución Prestadora de Servicios de Salud) que brinda los servicios médicos al magisterio de la entidad territorial del Distrito, porque por la contingencia de COVID-19 no se estaba dando este servicio, sentía fuerte dolor dental, no podía ni tomar agua; la odontóloga me ordenó un RX panorámico dental. Después de ver las imágenes me remitió al maxilofacial pues tenía una de las cordales desviada y esto producía un intenso dolor, él me programó la extracción: fue necesario hacer una pequeña cirugía, luego del procedimiento me recomendó seguir unas indicaciones, además incapacidad por tres días, estábamos iniciando un año escolar en la virtualidad.

Marzo 2021: Urgencias, dolor abdominal, conducta a seguir, aplican Hioscina simple e incapacidad por tres días.

Abril 2021: Consulta por urgencias por hipotensión, debilidad y malestar general, estoy por 7 horas, reporte médico; resultado de los exámenes: sin alteración, incapacidad por tres días.

Dejé de acudir a urgencias por varios meses, se rompió el ciclo de incapacidad por tres días, pues cuando tenía dolor abdominal, para evitar ese proceso en urgencias acudía a recomendación de médico externo para calmar el dolor.

Enero/14/2022: Asisto por dolor abdominal y diarrea, se registra hemoglobina en 7.40, estuve por 5 horas, me egresaron de la institución de salud, con tres días de incapacidad.

Enero/16/2022: Regresé por continuar con dolor abdominal y diarrea, me aplicaron Hioscina simple y rápidamente fui enviada a casa.

Enero/2tres/2022: Urgencias de nuevo dolor abdominal y diarrea, me dan salida con remisión a internista e incapacidad por tres días.

Febrero/19/2022: Asisto a urgencias. Dolor abdominal intenso, ingresé 10:48 p.m., me aplican morfina diluida.

Febrero/20/2022: A las 5:trestres a.m., aún con dolor, pero leve me envían a casa con una incapacidad por tres días.

Regresé a casa, dormí una hora, al medio día me visitó de nuevo el dolor abdominal intenso, sin fuerza para dar un pequeño paso.

Por tres días, se convirtió en incapacidad por 9 meses…

"El tiempo se lo lleva todo, lo quieras o no".

Stephen King

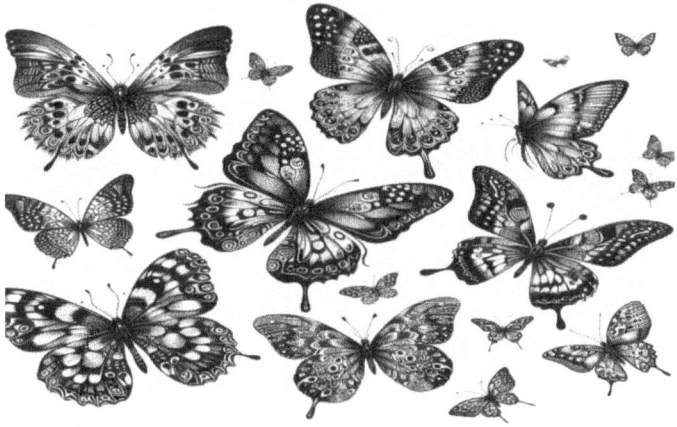

Más allá del diagnóstico.

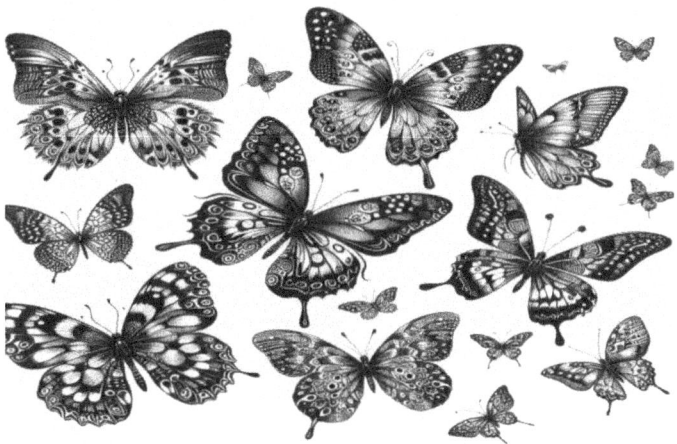

Para conocer el diagnóstico en proceso, desde marzo de 2021 acudo a médico general con ecografía hepatobiliar, mamografía, perfil lipídico coprológico; me remiten al cirujano, él me indica una tomografía computarizada de abdomen y pelvis, me remite a urología porque en el resultado aparece un pequeño quiste en el riñón derecho que puede ser la causa del dolor abdominal.

En la visita con el urólogo, remite a valoración por radiología intervencionista.

El especialista al observar la resonancia magnética renal envía un informe al urólogo:

"Dado el aspecto de la lesión de una medida menor a 10 mm, no amerita biopsia, se sugiere seguimiento a esta lesión, si se realiza este procedimiento existe la posibilidad que haya riesgo de sangrado"

Con este informe, el urólogo decide control cada año (hasta la fecha el quiste sigue con la misma medida sin ningún cambio).

Asisto a cita con medicina interna con todos los exámenes (colesterol de alta densidad, creatinina, triglicéridos, colesterol total, potasio en suero, uroanálisis, microalbuminuria en una orina parcial, glucosa en suero, nitrógeno ureico), el internista dice que todo está normal y me felicita, me dice control en 6 meses (en la historia registro anemia normocítica).

Acudo a consulta externa por dolor abdominal e irritación en las hemorroides, me recetan ungüento para las hemorroides, un analgésico, y remisión de nuevo al cirujano.

El cirujano me remite a gastroenterólogo con colonoscopia total.

En la visita a gastroenterólogo, diagnóstico: hemorroides externa tipo II, me remiten al proctólogo para ligadura de hemorroides.

Después de este procedimiento con dolor abdominal, diarrea recurrente y pérdida de peso, el gastroenterólogo en la nueva visita me diagnostica "síndrome de colon irritable", envía hacerme una endoscopia gástrica con biopsia.

Han transcurrido 7 meses, mientras esperaba la nueva cita con gastroenterología, continuaban los cólicos- diarrea- pérdida de peso y bajando hemoglobina.

En la nueva consulta con gastroenterología después de la endoscopia con la biopsia antro el diagnóstico fue:

Gastritis de antro no erosiva

Hernia hiatal por deslizamiento

Reflujo biliar duodeno gástrico

Así la especialista decidió realizarme enteros copia, TAC de abdomen contrastado, coprocultivo (prioritario), pedir cita de nuevo con el resultado de los exámenes.

La cita fue asignada para 2 meses después, la enteros copia me llamaron 4 meses después...

Como continuaba con el dolor abdominal muy fuerte, acudí con médico cirujano digestivo y le llevé el TAC y coprocultivo, me recomendó una colonoscopia de barrido y consultar un hemato-oncólogo por mi nivel de hemoglobina.

Seguí las recomendaciones e independiente de la Entidad Promotora de Salud, EPS (encargada de la parte administrativa de las afiliaciones al sistema de seguridad social), me tomaron la colonoscopia. Después de la preparación para la colonoscopia de barrido, como estaba muy débil la preparación fue agotadora, no dormí bien.

El 14 de febrero de 2022 asistí a la clínica para realizarme el examen; en realidad a pesar de mi debilidad en el momento del examen, estaba serena, no pasaba nada por mi mente que fuese algo muy grave…

Me prepararon y me sedaron para el examen, después de unos 40', ya estaba una auxiliar preguntando cómo me sentía; dije bien, ella me dijo 'ya puede vestirse, en la recepción le entregan el resultado'. Cuando salgo a la recepción está mi querido con una hoja de bloc y su rostro desencajado, pálido; yo le digo: -¿Qué pasó? ¿algo malo? Él me mira con angustia y tristeza, sólo mueve la cabeza afirmando; yo tomo la hoja y leo.

Diagnóstico: Tumor en el colon localizado en el área del ciego de características malignas.

Salgo caminando como en las nubes, hacia el ascensor, y le digo a mi Albert, allí está la enfermedad lo debo enfrentar. Él estaba tan afectado que a la hora de salir del parqueadero estaba tomando la vía contraria.

No puedo decir que no sentí miedo frente a este monstruo porque no sabía lo que vendría, y pensé alrededor de 1 año y un mes, con ese dolor abdominal, con diferentes diagnósticos y sólo ahora obtengo un diagnóstico evidenciado. El camino de regreso a casa se nos hizo largo porque Albert y yo llevábamos esa gran carga, debíamos comentarles a nuestros hijos porque ellos estaban pendientes de ese resultado. Lo primero que se hizo es comunicarle el resultado al hemato-oncólogo que me recomendó hacerme este tipo de colonoscopia. Él nos dijo los pasos a seguir como:

* Medicamento inyectable para subir hemoglobina

* Esperar resultado de biopsia

* Tomar una serie de exámenes de laboratorio, electrocardiograma, TAC de tórax contrastado, estudio de biología molecular.

* Realizar cirugía urgente.

Durante 4 días estuve realizando los exámenes y tomando analgésicos para el cólico que no paraba. En todo este proceso llegó el resultado de la biopsia de la colonoscopia.

Diagnóstico: ADENOCARCINOMA moderadamente diferenciado (Tipo mucosecretor).

Así pues, confirmada la malignidad del tumor.

Cada ser humano enfrenta sus situaciones de manera particular y yo la enfrenté con destello de fe. Y dije:

"Señor Jesucristo, dame la fortaleza para poder llevar con fe, positivismo y serenidad todo el proceso de esta enfermedad, estoy segura de que saldré adelante".

Tuve momentos de angustia, cuando observaba que el dolor abdominal era cada vez más fuerte y ningún analgésico lograba calmármelo. Por eso el cirujano externo que seguía mi caso decidió operar de urgencia el día 22 de febrero de 2022; a esa fecha yo había perdido 16 kg. Fui ingresada por servicio de urgencia de acuerdo con mi condición (cuadro abdominal EVA 8/10).

A las 11:tres0 a.m. entré a cirugía y estuve en recuperación hasta las 9 p.m. El proceso quirúrgico fue extenso, pues el plan del cirujano de tumores digestivos fue:

* Laparotomía exploradora por las características de la lesión.

* Hemicolectomía derecha

Hallazgo: Tumor de 7x8x6 centímetros en ciego, duro con nódulo de 8mm, invaginación de íleon en ciego, ganglio 2xtres centímetros, vecino a la válvula ileocecal.

Ilión: (estructura que separa al intestino delgado del grueso)

Invaginación intestinal: (una parte del intestino se desliza dentro de otra parte adyacente)

* Adherencias peritoneales de íleon a la pared abdominal.

Estuve durante 4 días hospitalizada, lo extraído en la cirugía fue enviado a patología, el informe confirma:

ADENOCARCINOMA DE TIPO MUCINOSO

El cirujano de tumores digestivos le dice a mi Albert: "Ella se va de 'quimio', pero le va a ir bien".

Bueno, digo, a prepararse para las 'quimios'.

"No tengas miedo de tus miedos. No están ahí para asustar. Están ahí para hacerte saber que algo vale la pena".

Joy Bell

"La salud es la mejor posesión,

la alegría es el mayor tesoro,

la confianza es el mejor amigo".

Lao Tzu

(maestro oriental)

Viviendo con la quimioterapia.

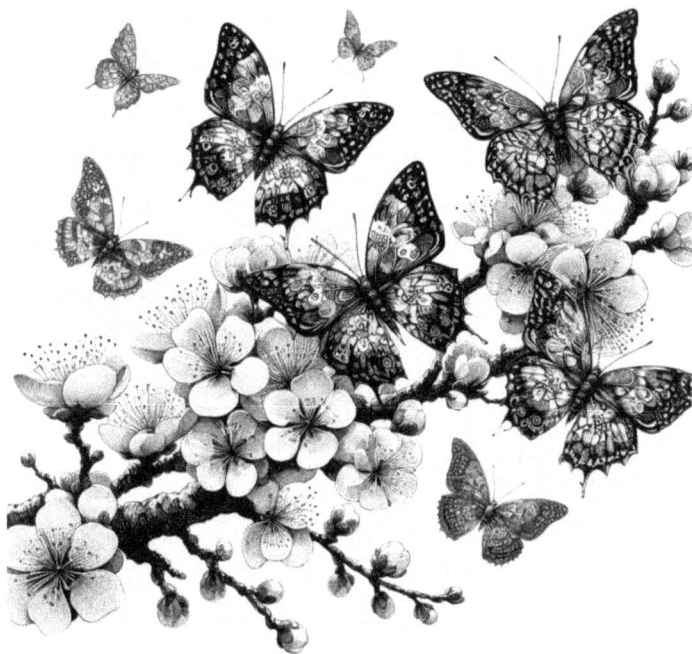

"El espíritu humano es más fuerte que cualquier cosa que le pueda pasar"

C. C. Scott

Después de 10 días del procedimiento quirúrgico, la EPS a la que estoy afiliada, da la autorización para la cita con oncólogo. Esa cita fue efectiva en marzo, asistí con todos los exámenes ya realizados, los que previamente me había solicitado el oncólogo externo.

El profesional que me atendió, a mi parecer lo sentí frío y distante, quizás porque era mi primera vez; miraba todos los exámenes y escribía en su computadora, me hizo algunas preguntas en relación con la cirugía, nos explicó el plan que se iba a manejar:

✓   Hacerme de nuevo un TAC abdominal y unos exámenes de laboratorio.

Pero lo que me angustió fue cuando dijo que posiblemente había que hacer otra cirugía, y que en mi caso lo llevaría a junta médica con cirujanos. Mi corazón latía en forma acelerada. No quería volver a pasar por otro procedimiento quirúrgico, además presentó el plan de quimioterapia y todos los efectos secundarios de la poliquimioterapia de alto riesgo .

Procedimiento terapéutico en el que se administran dos o más medicamentos antineoplásicos, que tienen un 10% o más de toxicidad grado II, 5% o más de grado IV y la suma de las toxicidades es de 15% o más. Luego nos hace firmar un documento que garantiza que se nos fue explicado todo el proceso y quien es el responsable de acompañarme en cada quimio.

La verdad, mi mente era un torbellino, este fue uno de los momentos donde estuve baja de nota (depresión). Lloré en silencio, cuando dejé de hacerlo pensé que era necesario y recordé una frase que leí en alguna parte, que no recuerdo dónde con exactitud:

"Si el proceso es duro, es porque cosas grandes vienen"

Dos semanas después regresé con los exámenes solicitados por el oncólogo, dijo 'están bien, entonces no hay necesidad de un nuevo procedimiento quirúrgico, aquí tiene la orden para el primer ciclo de quimio'. De nuevo mi corazón se aceleró, pero de alegría en medio de la enfermedad de alto riesgo, pues me tranquilizaba en parte que por el momento no entraría a un quirófano.

Regresé a mi ciudad de origen para que autorizaran el primer ciclo de quimio y los medicamentos; aquí viví otra odisea previa a este primer ciclo. Los medicamentos de la quimio oral no fueron entregados a tiempo, unos y otros, incompletos. Me estresé mucho, me imaginaba lo peor frente al proceso.

Tenía que viajar una distancia de 2 horas y media a la ciudad capital donde me harían las quimios.

Efectos secundarios (Poliquimioterapia de alto riesgo)

- ➢ Náuseas o vómitos

- ➢ Síndrome de mano-pie

- ➢ Sensación de adormecimiento de manos y pies

- ➢ Fiebre QT Vascular

- ➢ Riesgos de complicaciones

- • Neurológicas

- • Pulmonares

- • Cardíacas

- • Hepáticas

- • Renales

- • Alergias severas

- • Muerte

El oncólogo escribió todos estos efectos secundarios en la parte de atrás de la hoja de mi examen de estudio de patología molecular, no volví a leer esa anotación, hasta la fecha que estoy escribiendo este capítulo, ¿por qué?; porque estoy convencida que si dejas que la mente domine esas cosas que te pueden dañar, podrían presentarse en tu cuerpo.

Me programaron 6 ciclos de quimio intravenosa + oral, cada ciclo de 21 días, después de cada ciclo debía tomar los exámenes solicitados por el oncólogo y asistir a cita de control del proceso, y de acuerdo con los resultados de los exámenes mirar si estaba apta para el siguiente ciclo.

En cada ciclo personalmente me ponía un lema, para vivir mi proceso.

"El deseo de sanarse siempre ha sido la mitad de la sanación"

Séneca

Primer ciclo: Actitud positiva (no voy a sufrir un efecto adverso)

Segundo ciclo: Me quiero y me cuido, soy una guerrera.

Tercer ciclo: No tengo miedo, estoy aprendiendo a manejar mi barca.

Cuarto ciclo: Alimento mi fe , y mis miedos mueren de hambre.

Quinto ciclo: Ahora lucho contra el cáncer, y todo el mundo lo sabe.

Sexto ciclo: No guardar nada para una ocasión especial.

En algunos ciclos tuve inconvenientes de todo tipo, pero todo fue controlado con el poder de

Dios y el manejo interdisciplinario médico (psicología- nutrición- internista- trabajo social- medicina familiar- odontología-fisiatría- traumatología- fisioterapia-neurología- gastroenterología- oncología).

"El cáncer abre muchas puertas, una de las más importantes es a tu corazón".

Greg Anderson

Pensión por invalidez ¡No!

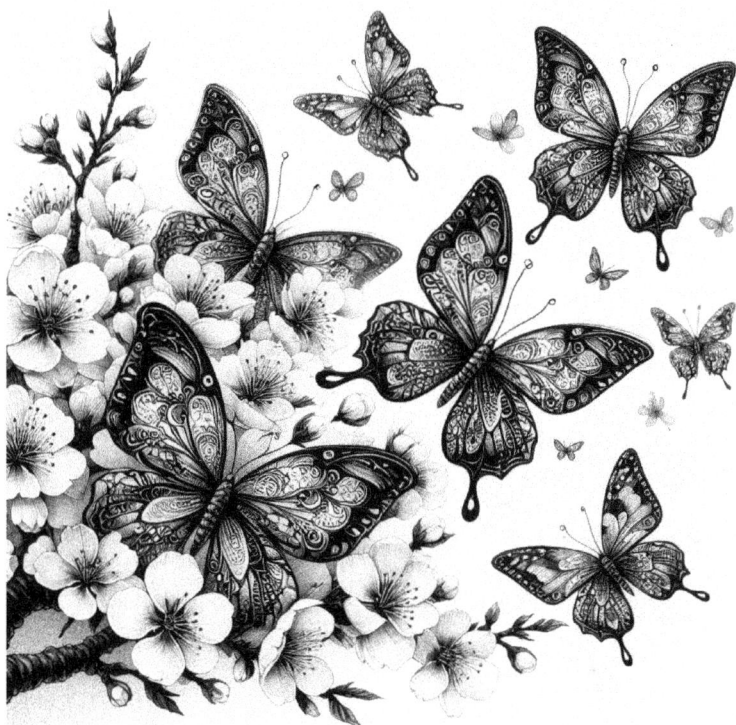

"La jubilación puede ser un final, un cierre, pero también un nuevo comienzo"
Catherine Pulsifer

Asunto: Notificación dictamen pérdida de capacidad laboral

Esta dependencia se permite comunicar a usted que una vez reunidos y analizados todos los soportes técnicos con la documentación de la historia clínica, se determinó mediante xxxxxxx la pérdida directa de la capacidad laboral de xxxxxxxxxxxxxx, se estableció:

Diagnóstico

1. Tumor maligno del ciego

2. Hipertensión esencial primaria

Así reza uno de los apartes de las 5 hojas que fueron enviadas a mi correo; en realidad en esta ocasión no sabía qué hacer, en mis planes no estaba dejar de laborar, de desempeñar lo que tanto me gustaba: "Enseñar".

Y ahora, ¿qué voy a hacer? Releí el dictamen y le puse atención a esto: "contra el presente dictamen proceden los recursos de reposición y en subsidio el de apelación dentro de los diez (10) días hábiles siguientes a su notificación...". Cuando hice de nuevo esta lectura, analicé mucho mi estado de salud, escuché opiniones de la Psicóloga, Trabajadora Social, un Abogado laboral, familiares y amigos, pero al final quien decidía era yo. Fue así como acepté el resultado del dictamen, no fue fácil, mi mente era un caos.

"Retírate del trabajo, pero no de la vida"
M. K. Soni

Esta frase fue un campanazo para validar mi decisión, entonces me dije: 'esta es una nueva etapa en mi vida, necesaria para cuidar de mi salud física, mental, espiritual y energética. Ahora me pongo en acción: "Trabajar para vivir, y no vivir para trabajar"; en marcha'.

"Para empezar una nueva etapa es necesario cerrar otra, que decir adiós no te llene de miedo, sino de ilusión y alegría".

Tomado de la red

No te detengas

Siempre ten presente que la piel se arruga, el pelo se vuelve blanco, los días se convierten en años...

Pero lo importante no cambia; tu fuerza y tu convicción no tienen edad. Tu espíritu es el plumero de cualquier tela de araña.

Detrás de cada línea de llegada, hay una partida.

Detrás de cada logro, hay otro desafío.

Mientras estés viva, siéntete viva.

Si extrañas lo que hacías, vuelve a hacerlo. No vivas de fotos amarillas... sigue, aunque todos esperen que abandones.

No dejes que se oxide el hierro que hay en ti.

Haz que, en vez de lástima, te tengan respeto.

Cuando por los años no puedas correr, trota.

Cuando no puedas trotar, camina.

Cuando no puedas caminar, usa el bastón.

¡Pero nunca te detengas!

Beata Teresa de Calcuta

Consciencia y acción

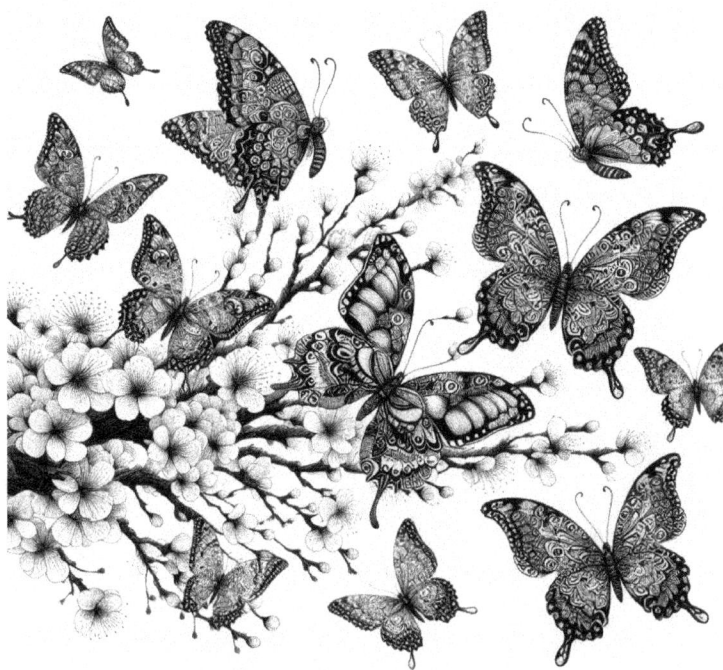

*"**La vida es una oportunidad, benefíciate de ella.**

La vida es belleza, admírala.

La vida es un sueño, alcánzalo.

La vida es un desafío, enfréntalo.

La vida es un juego, juégalo".*
Teresa de Calcuta

Estas frases me sirvieron de punto de partida para tomar consciencia y vivir. ¡Que viva la vida!; esta es mi frase constante cuando comparto con los demás. No debemos quedarnos en tomar consciencia, continúa: y qué voy a hacer, hacia dónde voy; puedes escuchar los consejos de otros, pero tú eres quien decide, sin miedo.

A través de las redes sociales encontramos una serie de recomendaciones para quienes han sido pensionados laboralmente; pero la clave de mi felicidad es poder ser encontrada por mí, hice un listado de qué voy a tener en cuenta para mi plan de acción.

✓ Lo que amo hacer

✓ Lo aplazado por diferentes circunstancias

✓ Desarrollar mis habilidades

✓ Responsabilidad con mi salud física, mental, emocional,

Lo primero que me dije: 'Debo enfrentar mis angustias y miedos frente a la enfermedad y lo que pueda venir, debo tranquilizar mi mente'

"La felicidad consiste en dormir

sin miedo y despertar sin angustia"
Françoise Sagan

Para mí lo importante, es que el miedo y la angustia no domine nuestra mente; pues quedamos frenados para superar adversidades y lograr nuestras metas. En este proceso de consciencia y acción, decidí ingresar a una escuela de yoga virtual, en el tiempo que llevo en ella he crecido mucho en todos los campos: emocional- espiritual- energético- físico-intelectual; fue muy buena acción que me ha servido para poner en marcha mi nuevo proyecto de vida.

En la escuela he aprendido a:

Equilibrar mi energía- respirar- el poder de las asanas- meditación- chacras- anatomía y yoga-nutrición- yoga terapia y diferentes cursos.

En esta acción manejo mi tiempo pues puedo estar en las clases en vivo o en grabaciones. Para la recuperación de la salud es necesario ser disciplinado con la asistencia médica y siguiendo las recomendaciones brindadas por el personal de salud. Cada mes organizo en un cronograma las visitas, exámenes y terapias para cumplir cada una de las citas y cumplir con las recomendaciones médicas, esto hace parte del plan de vida.

Nuestro ámbito espiritual, es importante para la vida sea cual sea tu orientación religiosa, la parte espiritual ha sido un motor en todo momento, especialmente cuando llegan la depresión, la angustia, el miedo, la desesperanza. Este motor prende la luz e ilumina la mente, recupera emocional- física- intelectual, energéticamente y tomas la rienda de tu mente y avanzas.

Otra acción que realicé fue separar de la biblioteca los libros que no había leído por diferentes ocupaciones, estoy poco o poco leyendo, igualmente, estoy pintando, escribiendo, caminando y viajando. No estoy en una maratón para activar todas las acciones que he decidido ejecutar, porque no estoy corriendo una maratón, quiero vivir consciente el aquí y el ahora, es algo que decidí y que estoy haciendo con paciencia y amor. Cada uno decide cuándo y cómo hacerlo, de lo contrario no tiene sentido. Si nos equivocamos, iniciamos de nuevo con tranquilidad, con firmeza, amor y disciplina.

"No te preguntes a ti mismo

qué necesita el mundo.

Pregúntate qué es lo que te

hace sentir vivo y luego ve y

hazlo. Porque lo que

necesita el mundo es gente

con ánimo"

Howard Thurman

¿Qué es la vida?

¿Qué es la vida?
La vida es una gota de rocío
al amanecer;
que se desvanece en el cielo
al mediodía.
Cae en la lluvia al atardecer;
para fundirse con el mar
al anochecer.

Patricio Aguilar

Aquí Ahora

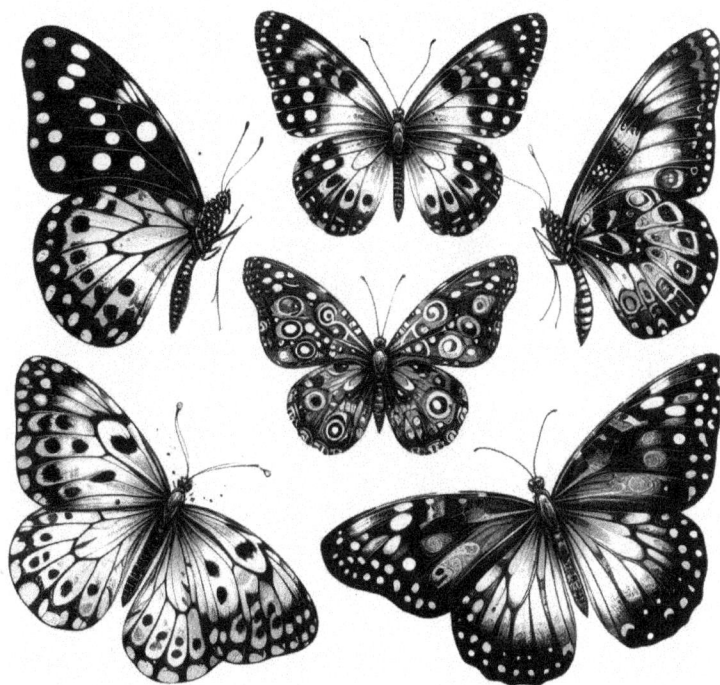

> *"Alégrate, porque todo lugar es aquí y todo momento es ahora"*
> Buda

Aquí y Ahora, Canción de Gustavo Cerati

https://www.youtube.com/watch?v=PR46rn pChlw

Para vivir el aquí- ahora he tenido que entrenar mi mente y sigo en este entrenamiento para que se vuelva un hábito, buscando conectarme conmigo misma, esto me ha ayudado a cambiar lo negativo en positivo. Toda mi vida estuve rodeada del mar, ha sido parte de mí, pero no lo disfrutaba, ahora me maravilla. Lo observo detenidamente; su inmensidad, sus ondas pequeñas y grandes, los reflejos del sol, la luna y los espectaculares atardeceres. Esto hace que vaya adquiriendo compromiso conmigo, disfrutando momentos y espacios en compañía o sola, realizando respiración consciente, abdominal, alternada, meditación, ejercicio físico (fuerza- cardio).

Para vivir el presente debemos actuar sin apego al futuro, con disciplina y resiliencia.

Estoy piloteando mi barca con nuevos pasajeros, la tengo controlada; a veces los movimientos son fuertes, pero persisto, tomo fuerza y continúo viviendo el aquí y el ahora; sigo trabajando el desapego, he avanzado, esto me ha permitido: aceptar cosas que no puedo cambiar o debo dejar por diferentes circunstancias, puedo vivir sin ellas y ser feliz.

Nuestra mente protectora nos impone resistencia al cambio, sin pelear con ella debemos manejarla y no dejar que pensamientos intimidantes nos invadan. El siguiente fragmento de la canción del cantautor uruguayo Jorge Drexler visualiza el desapego.

"Somos una especie en viaje, no tenemos pertenencias sino equipaje; vamos con el polen en el viento. Estamos vivos, porque estamos en movimiento".

Jorge Drexler

Desapego

El desapego significa no sentir

ningún remordimiento por el pasado

ni miedo por el futuro,

dejar que la vida siga su curso

sin intentar interferir en

su movimiento y cambio,

sin intentar prolongar

las cosas placenteras ni

provocar la desaparición

de las desagradables.

Actuar de este modo

es moverse al ritmo de la vida,

estar en perfecta armonía

con su música cambiante,

a esto se le llama iluminación

Alan Watts

El desapego me ha guiado a mejorar mi calidad de vida, liberándome de lo que no me genera bienestar, buscando el poder del desprendimiento aquí- ahora. En mi proceso de liberación, en uno de los movimientos de mi vida, escribí este pequeño texto poético.

¡Cáncer, mi despertar!

¡Cáncer, mi despertar!

*Es una práctica espiritual, me preparo
para otra oportunidad.*

¡Cáncer, mi despertar!

Aprendí a luchar,

a cuidarme,

a vivir con intensidad y a esperar.

¡Cáncer, mi despertar!

*Me reconozco, trabajo para tener una vida
sana: física, mental y espiritual.*

¡Cáncer, mi despertar!

*Estoy haciendo actividades, siempre las
que quise hacer, pero aplazaba con un*

"Yo no puedo porque..."

¡Cáncer, mi despertar!

Soy una guerrera

*buscando sentido a la vida para colorearla
a mi gusto con los tintes de la naturaleza.*

¡Cáncer, mi despertar!

Porque de la mano de DIOS,

familia, personal de salud, amigos

veo un luminoso despertar

Mirna Medina Castro

Acerca de la Autora

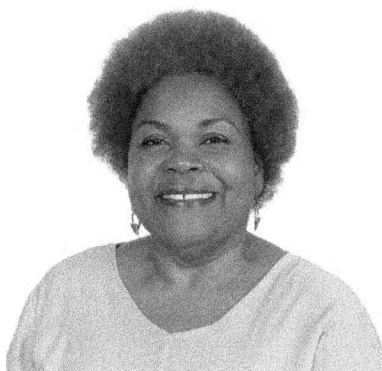

Mirna Medina Castro

Hija del Pacífico colombiano, puerto de Buenaventura, Valle del Cauca.

Maestra Bachiller de la Normal Superior Juan Ladrilleros (Buenaventura).

Licenciada en Ciencias de la Educación, especialidad Literatura e Idiomas, en la Universidad Santiago de Cali.

Especialista en Enseñanza de la Literatura, Universidad del Quindío (Armenia).

Especialista en Pedagogía de la Recreación Ecológica, Fundación Universitaria Los Libertadores, Bogotá D.C.

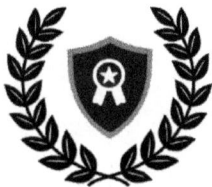

LIBRO Editado y
Distribuido Por:

**EDITORIAL
BEST SELLER**
Hackensack NJ 07601
U.S.A

EDITORIAL
BEST SELLER